Ayurveda für Anfänger :

Mit Ayurveda der indischen Heilkunst zu mehr Lebenskraft, Regeneration und Gesundheit

Sheela Kapoor
1. Auflage

Inhaltsverzeichnis

Einleitung

Ayurveda – dass diese Lebensweise aus dem wunderschönen Indien kommt, ist kein Zufall. In kaum einem Land fühlt man sich der Natur so verbunden wie dort. In diesem Land werden Tiere wie Kühe anders als in Deutschland als heilig angesehen. Jedem Bereich der Natur wohnt ein eigener Geist inne – mit diesen Bildern im Kopf kann man sich mit ganz auf das ayurvedische Lebensgefühl einlassen.

Nach dieser Lebensphilosophie liegt der Ursprung von allem auf der Welt in den fünf Elementen: Raum, Wasser, Erde, Feuer und Luft. Dies lässt sich am einfachsten erfahren, wenn man sich vorstellt am Meer zu sitzen und die salzige Meeresluft tief und langsam einatmet. Das Atmen verlangsamt sich, der ganze Körper verfällt in einen tiefen Schlaf der inneren Ruhe und Gelassenheit.

Und genau darum geht es bei Ayurveda: Ein Tag ohne Hektik, entspannende Rituale und die damit verbindende volle Konzentration und Achtsamkeit für die umgebende Wirklichkeit.

Es geht um die Einheit und das Gleichgewicht zwischen geistigen, körperlichen und seelischen Kräften. Bereits vor 5.000 Jahren wurde diese uralte Lebensweise praktiziert und fasziniert bis heute viele Menschen weltweit. Ayurveda steht nicht umsonst oft in Verbindung mit dem Wunsch nach einer gesünderen Lebensweise und dem Wunsch nach Entschleunigung.

Das Wort Ayurveda besteht aus den zwei Silben „Ayus“ und „Veda“. Während „Ayus“ übersetzt „Leben“ bedeutet, wird „Veda“ mit „Wissen“ übersetzt.

Wer Ayurveda praktiziert, unterteilt den Tag in drei Zeitperioden: „Vata“, „Kapha“ und „Pitta“. Diese Zeitzonen wechseln sich alle drei Stunden ab und bilden die Basis für diese besondere Lebensphilosophie. Diese auch als Konstitutionstypen bezeichneten Lebensenergien werden auch als „Doshas“ bezeichnet. Verfechter gehen davon aus, dass diese den Menschen dabei helfen, ihre geistige und körperliche Funktion zu erhalten.

Während viele Lebensweisen allzu dogmatisch ist, erkennt Ayurveda die Unterschiede der Menschen an: So geht diese Lebensphilosophie davon aus, dass jeder Mensch mit einer eigenen Konstitution (auch „Prakriti“ genannt) geboren und trägt somit eine individuelle Mischung an den drei „Doshas“ in sich. Diese Mischung entsteht durch vielerlei Faktoren: So tragen sowohl die Konstitution der Eltern, aber auch der Zeitpunkt der

Geburt unter anderem zu dieser individuellen Mischung bei.

Dabei ist es essenziell, dass keiner der drei „Doshas“ die anderen zwei überwiegt: Dies führt langfristig zu Problemen, die sich unter anderem in Krankheiten äußern kann.

Dieses Ungleichgewicht entsteht hierbei insbesondere durch Stress, schlechte Angewohnheiten und falscher Ernährung. Dieser krankhafte Zustand wird auch als „Vikriti“ bezeichnet und soll durch ayurvedische Lebensweise vermieden und der ursprüngliche „Prakriti“ des Menschen aufrechterhalten werden. Dabei ist jedoch immer der individuelle Mensch im Auge zu halten: Nicht jedem Menschen tut die gleiche Behandlung gut. Somit ist es wichtig, den eigenen Typus zu kennen, um die entsprechenden Gegenmaßnahmen ergreifen zu können.

Typenteste eröffnen die Möglichkeiten herauszufinden, welche „Dosha“-Konstitution vorherrscht und liefern einen Leitfaden für die beste Vorgehensweise zu einem entspannten Alltag in allen Lebenslagen. Eine fachkundliche ayurvedische Beratung können diese jedoch nicht ersetzen.

Ayurveda als Lebensphilosophie

Insbesondere in Asien wird Ayurveda als Heilmethode innerhalb der Bevölkerung akzeptiert, während in westlichen Industriestaaten Ayurveda vorrangig als Wellness-Methode an Popularität gewonnen hat. Dabei verfehlt die Beschränkung Ayurveda auf einen kleinen Bereich die Wirkung und den Grundgedanken dieser indischen Heilkunst.

Ayurveda ist als ganzheitliches System aufzufassen und ist ein Bereich der traditionellen Alternativmedizin. Dabei ist Ayurveda eine Mischung aus Erfahrungswerten und Philosophie.

Der Mensch ist im Verständnis der ayurvedischen Philosophie ein wichtiger Bestandteil des Universums und kann nur im Zusammenspiel mit dieser existieren. Das Wohlergehen des Einzelnen hängt auch vom funktionierenden Universum ab.

Die Seele Atma bildet die Basis für den Geist und Körper von allem, was existiert. Durch kann das Wesen leben und erfährt das Wesen Bewusstsein. Der Geist Manas hingegen ist von der Seele zu unterscheiden und bezeichnet die Gesamtheit aller Emotionen, Erfahrungs- und Denkprozesse, aber auch die eigenen Vorlieben und Abneigungen, so wie alle unterbewussten Prozesse.

Ziel ist es, alle erfahrenen Prozesse mit einem Höchstmaß an Klarheit und Objektivität wahrzunehmen.

Zentrale Elemente des Ayurveda sind hierbei: Massagen und Reinigungstechniken, Yoga, Pflanzenheilkunde und Ernährungslehre. Dabei stehen der Mensch und seine Gesundheit im Vordergrund. Der Mensch tritt dabei als selbstwirksames Wesen auf, dass Wege findet, seine eigene Gesundheit zu fördern, in der Weise, wie es ihm möglich ist.

Geschichte des Ayurveda

Seit knapp 30 Jahren ist Ayurveda in Deutschland bekannt. Entstanden ist diese alternative Heilmethode auf Basis der verfassten altindischen Veden. Nach altindischem Glauben stammt das Wissen dieser Veden von dem Schöpfer des Weltalls Braham und blieb vor Aufzeichnung durch mündliche Überlieferung der Rsis (Sehern der Weisheit) über die Jahrhunderte hinweg präsent. Dabei handelt es sich bei den ayurvedischen Schriften um Teile der Nebenveden und sind in der südasiatischen Sprache Sanskrit verfasst. Dieses Wissen wurde dann durch verschiedene Heiler und Philosophen ergänzt und erweitert.

Die frühen Buddhisten im Zeitraum zwischen 600 v. Chr. bis 1000 n. Chr. akzeptierten zwar nicht die vedischen Schriften, übernahmen aber dennoch die ayurvedische Medizin. Dadurch verbreitete sich die ayurvedische Medizin von Indien bis nach China, Tibet und Sri Lanka.

Der Umgang der verschiedenen Eroberer unterschied sich teilweise deutlich voneinander: Während die türkischen Eroberer um 1.100 bis 1.600 n. Chr. die ayurvedische Medizin förderten, verboten die englischen Kolonialherren die Anwendung der ayurvedischen Medizin durch die jeweiligen Institutionen. Im heutigen Indien nimmt die ayurvedische Heilkunde einen wichtigen Stellenwert ein und wird gesamtgesellschaftlich akzeptiert.

Ayurveda ist aus einer altindischen Hochkultur entstanden, die ältesten Aufzeichnungen reichen bis zu 3.000 Jahre zurück. Die „Arthashastra“ ist eine vor 300 n. Chr. beendete Textsammlung und enthält unter anderem ayurvedische medizinische Hinweise.

Ayurvedische Medizin

Alles in der ayurvedischen Lebensphilosophie besteht aus neun Substanzen (Dravyas). Die ersten fünf sind die Elemente („Pancamahabhutas“) Wasser, Erde, Äther, Luft und Feuer. Weiterhin existieren der Geist „Manas“, die Seele „Atman“, die Zeit „Kala“ und der Raum „Dik“. Jeder Stoff und alle Lebewesen bestehen aus den fünf Elementen, jedoch in unterschiedlicher Ausprägung.

Nur wenn Gleichgewicht zwischen den Bestandteilen herrscht, ist das Lebewesen gesund. Äußere und innere Einflüsse beeinflussen das Gleichgewicht und können es außer Kraft setzten. Durch die richtige Ernährung, Ablegen schlechter Angewohnheiten, Massagen oder das Reinigungsprogramm „Panchakarma“ kann das Gleichgewicht wiederhergestellt werden.

Ayurvedische Diagnosen sind auf die Ursachen einer Krankheit gerichtet. Zur Untersuchung gehört eine ganzheitliche körperliche Untersuchung wie Puls- und Urinuntersuchungen. Aber auch die Augen und die Zunge werden untersucht. Im Vordergrund liegt herauszufinden, in welchem Verhältnis die „Doshas“ zueinanderstehen. Danach richtet sich letztendlich die verordnete Therapie.

Die Therapie besteht grundsätzlich aus einer Mischung von medizinischer Behandlung, spezieller Ernährungsumstellung und Etablierung einer Tagesroutine. Hochwertige Nahrung beeinflusst zudem die Zusammensetzung der Elemente im Körper positiv, aus diesem Grund ist auf das richtige Verhältnis stets zu achten.

Mit Ayurveda in den Tag starten

Bereits der Morgen lässt sich mit Ayurveda entspannter und ruhiger gestalten:

1. Nasenspülungen am Morgen sind auch super, um die Nase zu befreien. Dabei ist darauf zu achten, dass es sich um eine isotonische Nasenspülung handeln muss, die an die Mineralstoffkonzentration der Nase angepasst ist. Im Handel gibt es viele Händler, die die entsprechenden Salze nebst Apparatur anbieten. Auf keinen Fall Leitungswasser verwenden, hier stimmt die Konzentration nicht, wodurch die Zellen durch osmotische Prozesse der Nase Wasser aufnehmen und somit kein Reinigungseffekt erzielt wird.

2. Durch die Reinigung der Zunge bereits erste Giftstoffe und Schlacken entfernen. Diesen weißen Belag gilt es, diesen sanft mit Metall zu entfernen. Zahnbürsten eignen sich nicht für die Reinigung, da sie selbst bereits mit Bakterien verunreinigt ist. Nachdem der Belag abgekratzt wurde, sollte der Mund kurz mit Wasser ausgespült werden.

3. Eine andere Art der Mundspülung stellen Sesamöle dar. Diese können morgens wenige Minuten gegurgelt werden um die

Abfallstoffe, die sich über die Nacht angesammelt haben, zu entfernen. Auch hier wird der Mund nach der Behandlung mit Wasser ausgespült.

4. Zähneputzen sollte natürlich auch nicht vergessen werden.

Mit Ayurveda den Tag gestalten

Um das eigene Leben nach dem Ayurveda ausrichten zu können, gibt es allerhand Tipps und Tricks, wie sich das Beste aus dem eigenen Tag herausholen lässt und wie damit der eigene Körper, Geist und die Seele wieder in den Fokus der Aufmerksamkeit gerichtet werden:

1. Versuche stets zu einer bestimmten Uhrzeit aufzustehen und zu Bett zu gehen. Jeder Mensch sehnt sich im Inneren nach Routine und Struktur im eigenen Tagesablauf, doch viel zu oft erscheint die Schaffung dieser Struktur als stressig und wenig hilfreich. Im Endeffekt ist aber das Gegenteil richtig: Durch fehlende Struktur fühlt man sich ohne Halt und irrt im Leben ohne Richtung. Stattdessen sollte man am besten um 22 Uhr schlafen gehen und je nach Schlafbedürfnis um 6 Uhr aufstehen.

2. Durch das Auslassen des Weckers lässt sich zudem erfahren, wie hoch das eigene Schlafbedürfnis im Endeffekt wirklich ist. Viel zu lange ist man daran gewöhnt, durch den Wecker geweckt zu werden und vernachlässigt dadurch die eigene innere Uhr, die im Grunde besser funktioniert, da sie sich nach unseren eigenen Bedürfnissen ausrichtet und uns den Schlaf gewährt, den wir zur vollständigen Erholung auch brauchen. Beginnen kann man damit

im Urlaub, sodass man nicht fürchten muss, morgens zu spät zur Arbeit zu kommen.

3. Bereits nach dem Aufstehen sollte man ein frisches Glas Wasser trinken und eine lauwarme Dusche nehmen; dies erfrischt bereits am Morgen und lässt Einen gut in den Tag starten. Warme Duschen haben nicht den gleichen Effekt, da sie die Lebensgeister in einem nicht auf die gleiche Art und Weise wecken.

4. Man sollte versuchen, stets positiv zu denken. Erst einmal hört sich dieser Tipp durchaus komisch an. Wie soll man positiv denken, wenn um einen herum nur Schlechtes passiert? Aber dabei vergisst man, dass die Einschätzung für positiv und negativ auch immer bei einem selbst liegt. Wie bei der Meditation entscheidet man auch bewusst, ob man sich auf eine Situation stark emotional einlässt oder nicht. Ob man sich auf die positiven oder die negativen Aspekte konzentrieren möchte. Man hat das eigene Leben und denken viel stärker in der Hand, als man gemeinhin denkt.

5. Vor dem Schlafengehen sollten Ruhephasen eingeplant werden. Ein gemütlicher Spaziergang oder eine ausgedehnte Meditation können die nötige Ruhe verschaffen. Denn nur wenn bereits der Abend ruhig war, kann auch ein besserer Weg in den

Schlaf gefunden werden.

Die drei „Doshas“

und ihre Bedeutung für Körper und Geist

Nach diesen sehr praktischen Überlegungen werden nun im Folgenden noch ein paar theoretische Aspekte des Ayurveda behandelt, unter anderem die verschiedenen „Doshas“, die eine wesentliche Basis innerhalb der ayurvedischen Lebensphilosophie darstellen.

„Dosha“ bedeutet dabei übersetzt „Fehlerpotenzial“ und bietet somit einen Hinweis, welche persönlichen Herausforderungen die jeweilige Person in ihrem Leben zu meistern hat, um Ruhe und Entspannung zu erreichen. Die drei Lebensenergien („Doshas“) setzen sich zusammen aus den verschiedenen Elementen:

Während „Vata“ die Elemente Wind, Luft und Äther miteinander verbindet und somit Bewegung symbolisiert, beinhaltet „Pitta“ als weitere Lebensenergie Feuer und Wasser im Rahmen des Feuer- und Stoffwechselprinzips. Zu guter Letzt repräsentiert „Kapha“ durch die Verbindung von Erde und Wasser das Strukturprinzip. Während „Kapha“ die nötige Struktur liefert, lässt sich „Pitta“ als erhitzend beschreiben und „Vatta“ wirkt bewegend.

Normalerweise herrschen in einem Organismus eins oder zwei

„Doshas“ vorrangig vor, in seltenen Fällen sind alle drei gleich stark ausgeprägt. Daraus ergibt sich schließlich auch, welche Behandlung sich für die einzelne Person eignet, das Wissen um die vorherrschenden „Doshas“ im eigenen Körper sind somit essenzieller Bestandteil der eigenen spirituellen Reinigung.

Um herauszufinden, welche „Doshas“ vorherrschend sind, können eine Reihe von Tests durchgeführt werden: So besteht die Möglichkeit der Befragung, der Blickdiagnose oder der ayurvedischen Pulsdiagnose.

Gerade als Ayurveda Anfänger ist es wichtig, den eigenen Typus einschätzen zu können, dieser kleine Test soll helfen, diese eigene Orientierung zu ermöglichen. Eine endgültige Einschätzung eines Ayurveda-Experten kann dieser jedoch nicht ersetzen. Es wird empfohlen, einen Fachmann oder eine Fachfrau für Ayurveda im Umfeld zu konsultieren.

Der Test involviert sowohl körperliche Merkmale und Besonderheiten als auch Charakterzüge. So gelingt ein umfassendes Bild zur Typenbestimmung und der richtigen weiteren Vorgehensweise zur Wiederherstellung oder Erhaltung des eigenen individuellen Gleichgewichts.

Der große Dosha-Typen-Test

Allgemein zeichnet sich die ayurvedische Ernährung dadurch aus, dass verstärkt auf den eigenen Körper geachtet werden soll. So sollen anders als bei klassischen Diäten Hungerphasen vermieden werden. So sollte man essen, wenn man Hunger verspürt und nicht versucht werden, den eigenen Körper zu überlisten oder sich gar von diesem Hungergefühl abzulenken. Man sollte darauf achten, auf was man genau Hunger bekommt, alles in Sinne einer achtsamen Ernährung.

Im Folgenden kann jeder für sich selbst herausfinden, welchem Typus er wohl am nächsten kommt. Tests aus der Entfernung können natürlich niemals ein gesichertes Ergebnis liefern.

Für jede als zutreffend beantwortete Frage wird ein Punkt vergeben, sonst kein Punkt. Am Ende wird zu jeder Rubrik die Punktzahl notiert und die Punktzahlen zu Ermittlung des eigenen Dosha-Typus herangezogen.

Vata:

1. Mein Körperbau ist sehr schlank, ich bin deutlich größer oder kleiner als der Durchschnitt.

2. Ich bin eher ein lebhafter Typ, der sich leicht für neue Dinge begeistern kann.

3. Ich liebe es, Gespräche zu führen und mich mit anderen Menschen auszutauschen.

4. Ich habe einen sehr großen Freundeskreis, meine Freunde wechseln allerdings häufiger.

5. Zuzunehmen fällt mir schwer, mein Körperbau ist eher leicht.

6. Oft bin ich ängstlicher als andere und mache mir mehr Sorgen um die Zukunft.

7. Endgültige Entscheidungen treffe ich eher ungern.

8. Oft überlege ich nicht lange, sondern handele, bevor ich nachdenke.

9. Kaltes Wetter mag ich gar nicht.

10. Meine Freunde kommen oft nicht hinterher, weil ich so schnell laufe.

11. Mir fällt es leicht, Neues zu verstehen und umzusetzen.

12. Auswendiglernen fällt mir schwer und ich behalte das Gelernte auch nur schwer.

13. Einschlafen fällt mir sehr schwer, in der Nacht wache ich oft auf.

14. Meine Haut ist oft trocken und ich neige zu kalten Händen und Füßen.

15. Blähungen oder Verstopfungen plagen mich öfter als andere.

Punktzahl:

Pitta:

1. Wenn ich wählen könnte, würde ich lieber kalte Speisen und kühle Getränke wärmeren Speisen vorziehen.

2. Ich durchschaue Dinge sehr schnell.

3. Mich stört es, wenn ich meine Aufgaben nicht perfekt erledige.

4. Ich lege eine präzise und strukturierte Arbeitsweise an den Tag.

5. Mir fällt es schwer, mich von meinen eigenen Vorstellungen zu lösen. Manche werfen mir deshalb Eigensinn vor.

6. Ich neige zu Ungeduld.

7. Oft reagiere ich schnell gereizt.

8. Heißes Wetter setzt mich unter Stress.

9. Meine Haut ist oft ölig und glatt.

10. Manchmal kann ich meine Gefühle nicht für mich behalten und explodiere, genauso schnell ist es aber auch wieder vorbei.

11. Ich trage dünnes, blondes oder rötliches Haar oder leide unter Haarausfall.

12. Mein Ehrgeiz ist auch beim Sport sehr ausgeprägt, wo ich mich gerne mit Anderen messe. Ich liebe den Wettkampf.

13. Mit meiner Verdauung habe ich keine Probleme, Nahrungsmittelunverträglichkeiten habe ich nicht.

14. Viele beneiden mich, weil ich so viel essen kann, wie ich will und trotzdem nicht zunehme.

15. Ich habe keine Verdauungsprobleme.

Punktzahl:

Kapha:

1. Nur wenige Menschen schaffen es, mich aus der Fassung zu bringen.

2. Man sagt mir des Öfteren, dass ich einen sehr angenehmen Charakter habe.

3. Meist bin ich ziemlich ausgeglichen, es braucht ziemlich viel, bis ich gereizt oder sauer werde.

4. Meine Atemwege sind oft verschleimt und ich habe oft ein Völlegefühl.

5. Ich lege eine gelassene und gemütliche Arbeitsweise an den Tag.

6. Meine Freundschaften sind sehr rar gesät, sie halten aber sehr lange und sind sehr eng.

7. Ich laufe sicher und langsam.

8. Ich kann mir Dinge sehr gut merken.

9. Kühles und feuchtes Wetter mag ich nicht.

10. Meine Haut ist weich.

11. Einschlafen fällt mir leicht und ich schlafe auch durch.

12. Meine Freizeit verbringe ich gerne mit ruhigen Tätigkeiten, wie lesen oder spazieren gehen.

13. Ich bin etwas korpulenter und nehme leicht zu.

14. Das Auslassen von Mahlzeiten passiert mir schon mal tagsüber.

15. Ich habe einen schweren und kräftigen Körperbau.

Punktzahl:

Die sieben Basisstoffe, Abfallstoffe, Gewebetypen und das Verdauungsfeuer

Ein wesentlicher Bestandteil der ayurvedischen Lebensweise ist die Vorstellung, dass sich jeder Mensch sowohl aus den bereits bekannten „Doshas“ und zusätzlich sieben Basisstoffen (Rasa, Rakta, Mamsa, Meda, Asthi, Majja und Shukra) und Abfallstoffen wie Stuhl, Urin und Schweiß zusammensetzt.

Die Nahrung bestimmt die Zusammensetzung der Basisstoffe („Dhatus“) und der Abfallprodukte (Mala). Darüber hinaus entscheidet die Ernährung auch darüber, wie gesund oder krank sich ein Mensch fühlt und bestimmt somit sowohl physiologische als auch psychische Mechanismen im Körper im Zusammenspiel mit dem Element Feuer (Agni).

Die verschiedenen Gewebegruppen werden durch die Nahrungsaufnahme beeinflusst.

Die sieben Gewebetypen („Saptadhatu“) sind nach der Dauer ihres Erneuerungszyklus und weiteren Kriterien gestaffelt:

Rasa ist die interstitielle Flüssigkeit bzw. Lymphe, während Rakta den zellulären Anteil des Blutes bezeichnet und auch Venen und

Sehnen beinhaltet. Mamsa ist die Bezeichnung für das Muskelgewebe und die Haut und Meda ist das allgemeine Fettgewebe. Asthi ist der stabilisierende Teil des Knochengewebes und Majja umfasst das Knochenmark und Nervengewebe.
Skukra ist das Fortpflanzungsgewebe, aber auch Zellerneuerung im Organismus.
Das „achte Dhatu" entsteht aus einer immateriellen feinstofflichen Substanz, die auch bei positiven Erlebnissen entsteht und stärkt die Abwehrkräfte. Das Verdauungsfeuer „Agni" kann durch die Einnahme von Nahrungsmitteln beeinflusst werden. Ein gestörtes „Agni" führt zu Verdauungsstörungen und Heißhunger. Eine schlechte Verdauung führt zur Bildung von unvollständig verdautem „Ama" und dies hat wiederum Einfluss auf weitere Stoffwechselvorgänge, die bei Störung zu körperlichen und seelischen Problemen führen können.

Die ayurvedische Reinigungskur „Panchakarma“

Das Wort „Panchakarma“ setzt sich aus den hinduistischen Worten „panch“ und „karma“ zusammen. Das Wort „panch“ bedeutet „fünf“ und „karma“ „Behandlung“.

Um die eigene Balance zu erhalten, werden verschiedene Verfahren eingesetzt, unter anderem das Reinigungsverfahren „Panchakarma“. Diese erwünschte Reinigung lässt sich nach ayurvedischer Vorstellung unter anderem unter Massagen, Yoga- und Atemübungen, Musik, Fasten, Bäder oder ayurvedischer Arzneimittel erzielen.

Normalerweise handelt es sich bei „Panchakarma“ um eine mehrwöchige und intensive Reinigungskur, die dazu dienen soll, sich von allen schlechten und belastenden Gefühlen, Körpergiften und Einstellungen zu lösen. Dazu werden im Zuge dieses Programms das Gleichgewicht der „Doshas“ wiederhergestellt, das Verdauungsfeuer („Agni“) angefacht, die Kanäle („Shrotas“) und Gewebe („Dhatus“) von Giftstoffen (Aam“) gereinigt.

Langfristiges Ziel ist die Steigerung von Gesundheit und Wohlbefinden durch den Verlust von Übergewicht und der Durchführung von individuell abgestimmten Fastenkuren.

Für Menschen, die akute Krankheiten heilen möchten, ist dieser Reinigungsprozess genauso wie für Personen, die Krankheiten verhindern bzw. ihre Gesundheit erhalten möchten.

Dabei gilt es fünf verschiedene Handlungen zu unterscheiden, die von ayurvedischen Heilzentren durchgeführt werden:

Nasya Karma: Diese Behandlung lindert Heiserkeit und Hals-Nasen-Ohrenerkrankungen, die häufig mit schmerzhaften Entzündungen einhergehen. Bei dieser Handlung werden medizinische Substanzen im Zuge einer Nasenspülung durch die Nase eingeführt. Die Nasenspülung dient dazu, überflüssige Ansammlungen von „Kapha" im Kopfbereich zu lindern. Ein Zuviel äußert sich häufig in der Ansammlung von Schleim und führt zur chronischen Nasennebenhöhlenentzündung. Aber auch Bronchitis oder Asthma kann damit gelindert werden. Diese Behandlung wird häufig durch Inhalation heißen Dampfes durchgeführt, aber auch herkömmliche Nasenspülungen können einen angenehmen Effekt herbeiführen.

Vamana: Dabei handelt es sich um einen Vorgang, bei dem ein therapeutisches Erbrechen herbeigeführt wird. Das Erbrechen soll der Verschleimung von Lunge, Bronchitis, Husten und Schnupfen (auch hier eine Folge der unnatürlichen Ansammlung der Gifte des

Kaphas) entgegenwirken. Hierzu erhält der Patient ein Getränk aus Lakritze und Honig oder auch Salz. Durch Reiben der Zunge wird das Erbrechen ausgelöst.

Virechana: Das therapeutische Abführen soll den Darm reinigen und den Körper von Giftstoffen reinigen. Äußern tut sich ein Zuviel an Pitta-Giften durch Entzündungen der Haut, Übelkeit oder Gelbsucht. Diese Reinigungsmethode hat aus diesem Grunde das Ziel, Gifte, die sich in Gallenblase, Leber oder Dünndarm angesammelt haben, über den Abführungsprozess zu säubern. Zum Herbeiführen des Abführungsprozesses werden diverse Kräuter verwendet, unter anderem Pflaumen, Leinsamen, Salz und Rosinen.

Basthi: Der rektale medizinische Einlauf dient dazu, die Gifte der drei „Doshas“ aus dem Darm zu befördern. Hierzu werden unter anderem Öle und Kräutermischungen verwendet. Diese Behandlungsmethode dient dazu, eine ganze Reihe von körperlichen Beschwerden zu lindern bzw. zu verhindern; beginnend von Rückenschmerzen, über Verdauungsproblemen zu Gicht.

Rakta Mokshana: Auch der Aderlass ist Teil der traditionellen ayurvedischen Behandlung. Ziel ist die Blutreinigung und wurde bis vor wenigen Jahrzehnten auch noch in Deutschland mit medizinischer Überzeugung durchgeführt. Durch den Magen-Darm-Trakt in das Blut gelangte Giftstoffe sollen aus dem Körper entlassen werden, um Hautprobleme wie Neurodermitis, Nesselsucht oder Akne entgegenwirken zu können. Insbesondere das Pitta-Gift gilt es zu entfernen, damit Heilung ermöglicht werden kann. Nur wenige Zentren führen den Aderlass durch, auch aufgrund der Gefahr von Infektion und Blutverunreinigung.

Insgesamt ist zu betonen, dass manche Behandlungsmethoden im Auge westlicher Betrachter möglicherweise kurios erscheinen und nicht durchgeführt werden müssen. Ein wichtiger Bestandteil des Prozesses ist Wohlgefühl zu schaffen und zu erhalten. Aus diesem Grunde sollte man nur Behandlungen durchführen, mit denen man sich im Endeffekt auch wirklich wohlfühlt. Auf keinen Fall sollte man sich dazu verleiten lassen, etwas nur zu tun, weil es „dazu gehört“. Die Nennung dieser Methodiken dient unter anderem dazu, ein möglichst vollständiges Bild über die ayurvedischen Praktiken zu liefern.

Allgemeinmediziner raten insbesondere vom herbeigeführten Erbrechen oder der Blutreinigung durch Aderlass ab.

Was sollte man beachten, bevor man eine „Panchakarma“-Kur begeht?

Bevor man einen derartigen Reinigungsprozess begeht, sollte man darauf achten, ob man hinreichend auf diesen verändernden Prozess gewappnet ist und sich darauf einlassen kann:

1. Nur in einer ruhigen und entspannten Atmosphäre lässt sich ein „Panchakarma“ begehen. Stress und andere Verpflichtungen stören den Prozess und verhindern den Heilungserfolg.

2. Zudem sollte die eigene Umgebung sauber und hygienisch gehalten werden. Nur wenn die eigene Umgebung rein ist, kann auch der innere Reinigungsprozess vollzogen werden.

3. Schlaflosigkeit hemmt ebenfalls den Prozess. Deshalb sollte sich nachts ausreichend und ausgiebig erholt werden. Schlafen am Tag wird hingegen nicht empfohlen.

4. Um die eigenen Gedanken nicht abzulenken, wird empfohlen, weniger zu Sprechen und sich ganz sich selbst und dem eigenen Ich zu widmen, um negative Gedanken in eine positive Bahn lenken zu können.

5. Auch sollten keine alkoholischen Getränke oder Koffein eingenommen werden, da sie auf die eigene Stimmung wirken und somit die innere Ruhe stören.

6. Elektronische Geräte lenken im Alltag allzu gerne ab und lassen uns aufgrund der vielen Sehenswürdigkeiten kaum zur Ruhe kommen. Die Nutzung ist daher einzuschränken.

7. Yogaübungen fördern ebenfalls den Reinigungsprozess und ermöglichen den Weg zur eigenen Ruhe und Körpermitte. Damit ist jeder ideal gewappnet für den Heil bringenden Reinigungsprozess. Unterstützt werden kann dies mit Meditation und Massagen. Hinweise zu Übungen werden in weiteren Kapiteln hinreichend erläutert.

8. Spezielle Fastenkuren und Diäten unterstützen ebenfalls den Reinigungsprozess. Mögliche Fastenkuren werden im weiteren Verlauf erläutert.

Fastenkur während des „Panchakarma"

Insbesondere Menschen mit einer hohen „Kapha"-Ausprägung sollten zur Erhöhung des „Vata"-Anteils eine längere Fastenkur durchführen. Durch das lange Fasten verringert sich auch das

Verdauungsfeuer „Agni“. Menschen mit chronischen Krankheiten wie Diabetes hingegen sollten sich umfassend von einem Allgemeinmediziner beraten lassen.

Der ayurvedischen Reinigungskur beginnt mit einem Vorbereitungstag, an dem zur Ruhe gekommen werden soll. Der Körper wird auf die drei folgenden und anstrengenden Fastentage vorbereitet. Dabei ist bereits darauf zu achten, dass nur gegessen werden darf, wenn die vorherige Mahlzeit vollständig verdaut wurde. Um herauszufinden, ob die Nahrung bereits verdaut wurde, kann durch das Trinken von heißem Wasser überprüft werden, ob der Geschmack des Essens erfahren wird. Sollte dies der Fall sein, dann wird abgewartet, bis die Verdauung abgeschlossen ist.

An den folgenden Reinigungstagen werden die vorhandenen Giftstoffe aus dem Körper gespült. Dies soll das Verdauungsfeuer „Agni“ anfachen und die Gefäße reinigen. Es werden ausschließlich Flüssigkeiten zu sich genommen, beispielsweise heißen Ingwertee oder Reisbrühe. Diese Reisbrühe wird durch das Kochen von Reis produziert. Das aufgefangene Wasser wird dann mit Ingwertee vermischt und über den Tag verteilt getrunken.

Auch hier sollte darauf geachtet werden, dass der

Verdauungsprozess vor Einnahme einer weiteren Mahlzeit abgeschlossen sein sollte.

Ayurvedische Meditation und Yoga

Die ayurvedische Lebensweise zeichnet sich durch einen engen Bezug zum eigenen Körper, Geist und der Natur aus. Wer der ayurvedischen Lebensweise folgt, strebt nach Werten wie Ehrlichkeit, Demut, Frieden und Ruhe. Das Leben, die eigenen Gedanken und Verhaltensweisen werden nach dem Ideal der Reinheit ausgerichtet.

So werden sowohl die Gedanken und Gefühle reingehalten, in dem man sich nur mit Dingen und Personen beschäftigt, die Einem guttun und ermöglichen, diesem Ziel der körperlichen und seelischen Reinheit näherzukommen. Gefühle wie Ärger, Hass, Stolz, Hochmut und Furcht gilt es nicht zu unterdrücken, sondern bewusst zu vermeiden.

Wer oder was tut mir gut? Wann empfinde ich Ärger oder Wut? Wie kann ich derartige Situationen von vornherein vermeiden, ohne mich einschränken zu müssen oder diese Gefühle unterdrücken zu müssen. Alles geschieht in dem Bewusstsein, das eigene Leben und die Gedanken steuern zu können und nicht nur eine Marionette der Stürme des Lebens zu sein.

Eine Möglichkeit, dieser eigenen Spiritualität näherzukommen, ist beispielsweise Meditation. Durch die Meditation gelangt man mit seinen Gedanken ganz zu sich selbst und lässt sich nicht durch allzu große äußere Reize ablenken. In der Meditation zählt nur das eigene Innere. Durch das Spiel des zeitweisen Loslassens und Kontrollierens der Gedanken wird erlernt, wie Situationen aus unterschiedlichen Blickwinkeln und von außerhalb betrachtet werden können, ohne sich der Situation ausgeliefert zu fühlen.

Beispielsweise können Menschen dadurch lernen, dass sie im Falle ärgerlicher oder belastender Situationen (wie beispielsweise Stresssituationen) sich nicht dem „Schwall der Gefühle" hingeben, sondern vielmehr bereits zuvor durch eine veränderte Streitkultur ein Klima schaffen, in dem jeder seine Gefühle äußern kann, ohne das Gefühl zu haben, dass diese die teils sachlichen Argumente überwiegen. Durch Einnahme des Außenbetrachters können jene, die nach der ayurvedischen Philosophie leben möchten, Ruhe in die entsprechenden Situationen bringen und die eigenen Gefühle kontrollieren lernen. Es geht sowohl um die Annahme der eigenen als auch der Gefühle des anderen, ohne über die werten zu müssen. Nur so kann es gelingen, der eigenen inneren Reinheit näherzukommen.

Auch Yoga gehört zu ayurvedischer Lebensweise, das dabei

unterstützen soll, dass alle Körperfunktionen wie Gewebe, Stoffwechsel und Verdauung in Einklang gebracht werden.

Meditationstipps

Meditation wird auch in unseren Breitengraden immer populärer, braucht es doch nicht viel, um dem Körper die nötige Ruhe und Entspannung zu ermöglichen. Die weiteren Tipps geben Richtschnur, wie eine gelungene Meditation gelingen kann und was dabei zu beachten ist:

1. Zum Meditieren braucht es einen ruhigen Ort, an dem man nicht gestört wird. Unangenehme Geräusche, nervige Störungen und Unterbrechungen führen zu Stress und helfen dem Meditationsprozess nicht. Zudem sollte der Ort aufgeräumt, sauber und weder zu kalt noch zu warm sein. Dort sollte man die Möglichkeit erhalten, zur Ruhe zu kommen und keine Ablenkungen durch andere Menschen oder Geräusche zu erfahren.

2. Weiterhin sollte eine angenehme Position eingenommen werden, in der mehrere Minuten problemlos ausgeharrt werden kann. Dies kann sowohl im Liegen als auch im Sitzen geschehen. Jeder entscheidet selbst, in welcher Position er meditieren will und was eine entspannte Position ist.
Allerdings sollte die Wirbelsäule im Sitzen stets gerade sein und der Kopf geradeaus schauen.

3. Da keine Gedanken an noch verbleibende Zeit verschwendet werden soll, sollte ein Wecker gestellt werden. Nichts ist nerviger als nicht zu wissen, wie viel Zeit noch bleibt. All dies lenkt während der Meditation nur ab und führt nicht zu einem befriedigenden Ergebnis. Die Gedanken sollen während der Meditation ganz auf den eigenen Körper gerichtet sein.

4. Zwang und Erfolgsdruck sind keine guten Begleiter einer gelungenen Meditation. Wenn es einmal schwerfallen sollte, sich auf die Meditation einzulassen, sollte die Meditation im schlimmsten Falle unterbrochen und es an einem anderen Tag noch einmal probiert werden. Auch wenn während der Meditation die Gedanken abschweifen, können diese sanft wieder auf den Bezugspunkt zurückgelenkt werden, ohne sich selbst Vorwürfe zu machen, es „nicht geschafft" zu haben.

5. Die Konzentration während der Meditation liegt ganz beim eigenen Atmen. Durch tiefes Ein- und Ausatmen wird langsam eine Umgebung der Ruhe und Entspannung geschaffen, die in einer gemütlichen Haltung und zu einer entspannten Tageszeit ausgeführt werden kann.

6. Auch wenn gerade kein entspannter und sauberer Platz zur Verfügung steht: Nach einer stressigen Situation kann während

einer Zug- oder Busfahrt die Zeit genutzt werden, kurz einen Moment der Ruhe zu schaffen. Dies hilft dabei, das Geschehene Revue passieren zu lassen und ihm den Platz zuzuweisen, den es verdient. Viel zu oft machen sich Menschen um die unwichtigsten Dinge Gedanken und Sorgen. Eine kleine Meditation kann dabei helfen, den Bezugspunkt des eigenen Lebens nicht aus den Augen zu verlieren und wieder zur Ruhe zu kommen.

Ayurvedische Atemübungen – Pranayama

Um die Einheit zwischen Körper und Geist zu stärken und Ruhe in die eigenen Gedanken zu erhalten, bieten sich ayurvedische Atemübungen sehr gut an.

Die folgenden Atemübungen können sowohl morgens als auch abends durchgeführt werden. Morgens bieten sie einen guten Start in den Tag, indem die Energien gesammelt werden. Abends hingegen unterstützen sie dabei, den Stress des Alltags hinter sich zu lassen und zur nötigen Ruhe zu kommen. Vielen Menschen fällt es abends schwer, die Sorgen des Alltags zu vergessen und finden auch im Schlaf der Nacht keine Ruhe.

Mithilfe der Atemübungen kann das abendliche Abschalten trainiert werden und wird im Laufe der Zeit bei regelmäßiger Wiederholung dieser Übungen auch immer besser gelingen.

Übung 1: Wechselatmung

Diese Übung dient dazu, die Lungenkapazität zu erhöhen und die Kontrolle über die eigene Atmung wiederzuerlangen. Im Alltag merkt man oft gar nicht, wie oft und wie tief man ein- und ausatmet. Indem man sich während dieser Übung ganz bewusst darauf fokussiert, schafft man es, seinen Fokus wieder auf sich und seine eigenen Körper zu richten, statt nur auf die Außenwelt, die umgibt.

Durchführung:
Die Wechselatmung wird in einer aufrechten Sitzhaltung durchgeführt.

Zunächst werden dabei Zeige- und Mittelfinger der rechten Hand zur Handfläche gebeugt und die Augen langsam geschlossen.

Mit dem Daumen wird nun das rechte Nasenloch zugehalten und wenige Sekunden durch das Nasenloch langsam und tief eingeatmet. Dabei spürt man deutlich, wie der Bauch nach vorne geht und sich die Lungen mit Atemluft füllen.

Dann werden beide Nasenlöcher mit dem Daumen und Ringfinger geschlossen und der Atem knapp 4 Sekunden angehalten.

Dann wird das rechte Nasenloch geöffnet und die eingeatmete Luft durch das Nasenloch 7–8 Sekunden ausgeatmet. Es ist darauf zu achten, dass die Lungen vollständig entleert werden.

Nun wird die Übung wiederholt, indem zunächst das linke Nasenloch zugehalten wird und durch das rechte Nasenloch ausgeatmet wird.

Diese Übung kann so lange wiederholt werden, bis sich eine innere Ruhe eingestellt hat.

Übung 2: Die gedrehte Sitzhaltung

Durch diese Übung werden die Muskeln durch die Drehung der Brustwirbelsäule der obere Rücken gedehnt.

Durchführung:

Zum Beginn der Übung nimmt man die Fersensitzhaltung ein. Eine andere Variante kann sitzend auf dem Stuhl ausgeführt werden, indem die Füße fest auf dem Boden positioniert werden.

Anschließend wird der Körper seitlich mit den Händen am Boden abgestützt, das Becken auf- und die Wirbelsäule vertikal nach oben gerichtet.

Dann wird langsam ausgeatmet und sich leicht nach links gedreht. Der linke Handrücken wird am unteren Rücken abgelegt und der Kopf gedreht.

Um einen stärkeren Entspannungseffekt zu erzielen, sollte während der Übung die Aufmerksamkeit auf den Atem gerichtet werden, hierdurch erlangt man in Ruhe seine innere Mitte.

Den Prozess kann man anschließend auch auf der rechten Seite wiederholen.

Übung 3: Pranayama

Pranayama bedeutet übersetzt entspannte Bauchatmung. Diese Übung schult das richtige Atmen, wodurch innerhalb kürzester Zeit erlernt werden kann, wie man sich selbst schnell und problemlos in einen Entspannungszustand versetzt.

Durchführung:

Wichtig ist zunächst das Einnehmen einer entspannten und aufrechten Haltung, die Übung kann dabei entweder im Stehen oder Liegen durchgeführt werden.

Im ersten Schritt werden die Augen geschlossen und die Hand auf den Bauch gelegt. Dann wird bewusst mehrere Sekunden tief ein- und wieder ausgeatmet. Während des Atmens nimmt man dabei ganz bewusst das Heben der Bauchdecke beim Einatmen und das Senken beim Ausatmen wahr.

Durch die Konzentration auf die Atmung merkt man sehr schnell, wie sich eine tiefe innere Ruhe einstellt. Im Idealfall führt man diese Übung 10 bis 20 Minuten aus.

Massagetechniken

Jeder weiß, wie entspannend eine wohltuende Massage sein kann. Die folgenden Übungen können selbst durchgeführt werden und lassen sich nach einem stressigen Tag am Abend oder nach dem Aufstehen einbauen. Die Entspannung wird sofort einsetzen und für eine innere Ruhe und Entspannung sorgen.

Padabhyanga Selbstmassage (Fußmassage)

Diese Fußmassage kann man super selbst durchführen, durch die Anregung der Vitalpunkte und Fußreflexzonen wirkt sie sehr beruhigend. Hierzu massiert man am besten unter Zuhilfenahme eines Öls wie beispielsweise Sesamöl die Waden, Knie und Füße. Das Beste ist: Es wird keine spezielle Technik benötigt, am besten handelt man ganz nach dem eigenen Gefühl, der Körper weiß ganz genau, was ihm guttut und was nicht.

Anschließend kann jeder Zeh einzeln, beginnend mit dem Großzeh, unter kreisenden Bewegungen und Ausstreichungen massiert werden.

Nach der Behandlung kann der Fuß mit einem trockenen Handtuch abgetrocknet werden und gemütliche Socken angezogen werden.

Ayurvedische Bauch- und Brustmassage

Beginnend am Bauchnabel werden kreisförmige Bewegungen durchgeführt, die bis zum Bauchraum ausstrahlen. Dabei kann der Druck variiert werden, je nach persönlicher Vorliebe.

Dann werden beginnend von dem Bereich zwischen den Brüsten die Hände zum Achselbereich geführt und von dort aus seitlich die Hände in Bereich des Beckens geführt.

Vom Bauch aus werden dann die Hände wieder hoch zum Schlüsselbein geführt.

Der komplette Prozess bildet einen schönen Kreisprozess und kann beliebig oft wiederholt werden.

Ayurvedische Kopf- und Nackenmassage

Mit den Mittelfingern wird die Haut zwischen Schädel und Ohrmuschel mit von oben nach unten verlaufenden kreisenden Bewegungen massiert.

Anschließend werden die Ohrmuscheln massiert, hierzu massiert man mit den Zeigefingern den inneren Ohrmuschelrand und legt den Daumen zur Stabilisierung auf die Rückseite der Ohrmuscheln.

Die Kopfmassage verläuft wie folgt: Der Mittelfinger bewegt sich zur Stirnmitte und massiert diese mit kreisförmigen und bis an Nase und Haaransatz verlaufenden kreisenden Bewegungen.
Von der Stirnmitte ausgehend wird dann mit allen Fingern der Hand die gesamte Stirn massiert und die Finger dabei nach außen geführt. Anschließend fährt man mit den Fingern über Auge, Nase und Mund.

Ayurvedische Ernährungsweise

Bei einer ayurvedischen Ernährungsweise steht der Gedanke im Vordergrund, dass die Doschas im Gleichgewicht gehalten werden und somit dem Körper die Möglichkeit, sich wieder zu erholen und zu regenerieren.

Bei optimaler Anwendung kann die ayurvedische Ernährung dabei unterstützen, gängige Zivilisationskrankheiten wie chronische Erkrankungen, Intoleranzen und gar Gewichtsprobleme zu reduzieren. Dieser ganzheitliche Gedanke, der dieser indischen Lebens- und Ernährungsphilosophie innewohnt, deckt somit anders als die gängigen Diäten nicht nur einen Teilbereich des täglichen Lebens ab, sondern bietet auch die Möglichkeit, das eigene Lebenskonzept und den eigenen Alltag grundlegend zu verändern.

Viele Diäten werden abgebrochen, weil sie keine Individualität zuzulassen, sondern vielmehr ein straffes Regelwerk vorgeben. Allzu leicht bekommt man das Gefühl, dass man sich quälen muss, dass die Diät irgendwie doch gar nicht zum eigenen Leben, Körper oder Alltag passt. Diese Frustrationserlebnisse lassen immer eine kleine Wunde zurück, da sie den Glauben, dass sich etwas durch kleine Maßnahmen am eigenen Leben ändern lässt, immer kleiner werden lässt. Im schlimmsten Fall verliert man den Glauben an sich und seine eigene Selbstwirksamkeit.

Doch so funktioniert Ayurveda nicht. Ayurveda ist nicht nur eine bestimmte Art zu essen oder zu leben. Es ist in der Lage, die eigene Mitte zu finden, auf die eigenen Bedürfnisse zu hören und das alltägliche Leben zu reflektieren. Jeder entscheidet selbst, wie viel Ayurveda er in sein Leben lassen möchte. Ob man es auf die Ernährung beschränken möchte oder seinen Alltag stärker mit Ayurveda füllen möchte, alles kann und nichts muss!

Dinge, auf die man achten sollte, wenn man die ayurvedische Ernährungsweise ausprobieren möchte

Wer die ayurvedische Ernährungsweise ausprobieren möchte, sollte dennoch auf ein paar kleine Regeln achten, die aber lediglich dazu dienen sollen, den eigenen Körper und seine Bedürfnisse besser wahrnehmen zu können. Diese Richtlinien geben einen Hinweis darauf, wie jeder Ayurveda bestmöglich für sich und sein Wohlbefinden nutzen kann, ohne wie bei klassischen Diäten das Gefühl zu bekommen, sich zwingen oder einschränken zu müssen.

Regelmäßiges Essen

So sollte vermieden werden, unregelmäßig zu essen. Die ayurvedische Ernährungsweise soll Richtschnur sein und Rituale in den täglichen Alltag bringen. Das menschliche Bedürfnis nach Struktur ist zwar bei jedem anders stark ausgeprägt, aber regelmäßige Mahlzeiten versprechen eine gewisse Planbarkeit im oft so stressigen Alltag und nehmen somit einen Stressfaktor aus dem alltäglichen Ablauf. Gerade für Menschen, die tagsüber oft unterwegs sind, ist diese Möglichkeit oft schwer einzurichten.

Nur essen, wenn man hungrig ist

Ein weitverbreitetes Problem in jeglichen Industriestaaten dieser Welt ist die Tatsache, dass wir anders als unserer Vorfahren kein Problem damit haben, an Nahrung zu gelangen. Stets haben wir Nahrung zur Verfügung, in Supermärkten können wir vom gleichen Produkt unter vielen Marken und Variationen wählen.

Dieses Überangebot an Nahrungsmitteln führt jedoch dazu, dass man das Maß oft verliert und sich allzu schnell schlechte Gewohnheiten einschleichen. Wer hat nicht schon aus Langeweile gegessen. Im Grunde weiß jeder, dass es keine gute Idee ist, noch ein Stückchen Kuchen zu essen oder die letzte Tafel Schokolade dem Ende zuzuführen. Oder beim gemütlichen Essen mit den Freunden bei Buffet Chinesen hat man doch schließlich dafür bezahlt, dass man nun genüsslich und reichlich „reinhauen" kann. Nach wenigen Minuten merkt man allerdings: Das war keine gute Idee.

Oft signalisiert einem der Körper durch seine Signale ganz genau, was ihm guttut und was nicht. Wir haben allerdings verlernt, auf diese Signale zu hören. Und dies möchte Ayurveda schulen. Jeder Körper zeigt im Grunde genau an, was er braucht und was nicht.

Langsames und aufmerksames Essen

Auch ein weitverbreitetes Problem ist die Tatsache, dass zu schnell und zu oft gegessen wird. Das Essen verkommt zu einer Pflicht, die es im Alltagsstress schnell zu erledigen gilt. Das nächste Meeting bzw. der nächste Termin stehen schließlich schon bevor. Oder man hatte einen stressigen Tag und möchte sich schnell belohnen und schlingt das Essen aus diesem Grunde gierig herunter, ohne sich in einem Moment der Ruhe und des Genusses, die vielen Aromen, Gerüche und Eindrücke auf der Zunge zergehen zu lassen.

Durch die ayurvedische Lebensweise soll das Essen wieder zelebriert werden. Es ist ein Geschenk, dass die Menschen in Jahrhunderten rund um die Welt derartig verschiedene Speisen entwickelt haben. Dieser Reichtum sollte man sich jeden Tag wieder und wieder bewusstwerden. Das Essen und Trinken hält uns am Leben und schenkt uns jeden Tag wieder neue Energie. Doch wie sollen wir diese Energie langfristig erhalten, wenn wir das Essen nicht als Energiequelle, sondern als Seelentröster oder reine Bedürfnisbefriedigung begreifen. Essen kann so viel mehr sein: Gemeinschaft mit Freunden und Familie, Genuss, Auszeit vom Alltag oder Ritual.

So sollten aus diesem Grunde auch während des Essens keine

Fernseher, Radios oder Handys angeschaltet oder am Essenstisch liegen. All dies sind Ablenkungen, die kein bewusstes Essen ermöglichen, sondern die Ernährung zu einer Nebensache verkommen lassen.

Essen der Hauptmahlzeit am besten nachmittags

Dies liegt daran, dass die Mahlzeit hier am besten verdaut wird. Am Morgen gelangt der Körper erst richtig in Schwung und die Verdauung läuft noch nicht auf Hochtouren, weshalb der Körper nur unnötig beschwert werden würde. Aus diesem Grunde empfiehlt sich eine große Mahlzeit erst ab 12 Uhr.

Trinken nur, wenn man durstig ist

Ayurveda schult, die Bedürfnisse des eigenen Körpers nicht zu ignorieren und diese bewusst wahrzunehmen. Während man weiß, dass es keine gute Idee ist, weiter zu essen, obwohl man nicht hungrig ist, zwingen sich viele Menschen zum Trinken, weil ihnen von vielen Seiten eine bestimmte Literzahl vorgegeben wird.

Aber, um dem eigenen Körper näherzukommen, sollten die Bedürfnisse des Körpers nicht ignoriert werden, sondern vielmehr Energie investiert werden, um zu verstehen, wann er was benötigt. Anerzogene Dogmen helfen nicht bei der Erreichung des persönlichen Entwicklungsprozesses.

Gewürztes und ansprechendes Essen

Um das Essen wieder einem Ritualcharakter zu verleihen, sollte es auch stets ansprechend zubereitet werden. Oft werden immer die gleichen Gerichte gekocht, weil es einfach schnell geht und wenig Arbeit macht. Dies macht deutlich, dass viele das Zubereiten von Speisen als lästige Pflicht erachten, die lediglich der Nahrungszufuhr dient und keinen Spielraum für eigene Kreativität und Achtsamkeit lässt.

Lange Pausen zwischen den Mahlzeiten

Um zu vermeiden, dass sich der Körper schwer und träge anfühlt, sollten nicht nur üppige Mahlzeiten vermieden werden, sondern es sollten auch mehrere Stunden zwischen den Mahlzeiten vergehen. Nach 4 oder 5 Stunden hat der Verdauungstrakt ausreichend Zeit, die Nahrung vollständig zu verdauen und somit Platz für neue Nahrung zu machen.

Der Magen sollte auch insgesamt nach einer Mahlzeit nur zu ¾ gefüllt sein. Ein Gefühl des „Pappsatt"-Seins sollte vermieden werden, da dies den Körper zu sehr unter Stress setzt und das Wohlbefinden dadurch nach der Nahrungsaufnahme gesenkt wird.

Lebensmittel und Zubereitungsweisen, die sich für eine ayurvedische Ernährungsweise eignen

Oft wird empfohlen, viel Obst und Gemüse über den Tag verteilt zu verzehren, ob gekocht oder roh wird meist offengelassen. Die ayurvedische Ernährung empfiehlt hingegen, auf Rohkost nahezu zu verzichten, da dies den Körper beschwert und gekochtes Essen im Gegenzug leichter vom Körper zu verdauen ist. Mittags darf ein kleiner Salat gegessen werden, abends sollte allerdings komplett auf rohes Obst und Gemüse verzichtet werden.

Alle Speisen frisch zubereiten

Gerade im hektischen Alltag ist die frische Zubereitung von Speisen scheinbar nicht immer leicht in den Alltag zu integrieren. Doch wie oft sitzt man vor dem Fernseher und nimmt somit nur passiv am Leben teil? Eine echte und nachhaltige Entspannung ist dies nicht. Während des Fernsehens schaltet man zwar gänzlich ab, doch wirkliche Erholung kann sich nur einstellen, wenn man sich diese wirklich bewusst macht.

Beim entspannten Zubereiten der Speisen erhält man die Möglichkeit, auch in Gemeinschaft mit Freunden oder der Familie den Alltag Revue passieren zu lassen, sich mit sich und den eigenen Bedürfnissen auseinanderzusetzen und seiner Kreativität freien Lauf zu lassen. Auch Mikrowellengerichte verändern allzu häufig ihre Form und sehen in den seltensten Fällen auf den Tellern noch wirklich appetitlich aus.

Frische Speisen hingegen wecken bereits bei der Zubereitung den Appetit und die Vorfreude auf das künftige Festmahl.

Abnehmen durch ayurvedische Ernährung?

Wer zusätzlich das Ziel hat, mit der ayurvedischen Küche abzunehmen, sollte zusätzlich zu den bereits genannten Punkten auf folgende Hinweise achten:

Honig statt Haushaltszucker

Statt purem Zucker sollte beim Süßen stets auf andere Quellen wie Ahornsirup oder Honig zurückgegriffen werden. Doch Honig ist nicht gleich Honig. Viele Honigsorten sind Billigware, die mit minderwertigem Glucose-Sirup gemischt werden, um den Grammpreis niedrig zu halten. Doch Glucose ist dabei nichts anderes als üblicher Traubenzucker in seiner einfachsten Form.

Reiner Honig hingegen enthält vielerlei Pollen, die durch ihre Verschiedenartigkeit das menschliche Immunsystem stärken und vor Allergien langfristig schützen. Falls kleine Kinder im Haus sind, sollte darüber hinaus darauf geachtet werden, dass diese erst ab dem ersten Lebensjahr das Naturprodukt Honig auch wirklich vertragen.

Verwendung von Ghee oder Kokosöl

Wer kennt ihn nicht, den Alleskönner Kokosöl. Sowohl auf der Haut als auch in der Küche werden ihm wahre Wunderkräfte zugetraut. Auch wenn zu der Wirkungsweise natürlich immer eine gesunde Ernährung gehört, kann auf die Vorteile des Kokosöls zurückgegriffen werden. So kann Kokosöl hervorragend für die Herstellung von süßen Speisen genutzt werden, aber auch zum Braten, wobei hierbei beachtet werden sollte, dass Kokosöl bei zu hohen Temperaturen einen intensiven Geschmack erhält.

Ghee ist aus der ayurvedischen Heilkunst nicht wegzudenken. Doch was ist Ghee überhaupt? Bei Ghee handelt es sich um geklärte Butter, die nahezu aus reinem Fett besteht und kann sowohl als Lebensmittel als auch als medizinischer Bestandteil angesehen werden. Es kann sowohl zu sich genommen werden als auch äußerlich aufgetragen werden. Ghee wird im Rahmen des ayurvedischen Lebensstils gerne verwendet, um den Körper von all seinen Schadstoffen zu befreien.

Ayurvedische Unterteilung der Nahrungsmittel in Klassen

Innerhalb der ayurvedischen Ernährungslehre werden die Nahrungsmittel in drei Klassen eingeteilt, diese nennen sich „Gunas“ und heißen: „Sattva“, „Rajo“ und „Tamo“.

Zu den „Sattva-Guna“ gehören süße Lebensmittel wie Früchte, Gemüse, Milchprodukte und Getreide. In der ayurvedischen Vorstellung verlängern sie die Lebensdauer und erhöhen das Wohlbefinden.

Lebensmittel aus der Klasse der „Rajo-Guna“ fallen eher in die Geschmacksrichtungen scharf, salzig, sauer, bitter und trocken. Darunter finden sich diverse Gewürze wie Chili und Knoblauch. Ihnen wird nachgesagt, dass sie Aggressionen verursachen können.

Tierische Produkte wie Fisch, Fleisch und Geflügel fallen unter die Klasse der „Tamo-Guna“ und entziehen dem Körper aus Sicht der ayurvedischen Lehre Energie, wodurch Krankheiten und Schmerzen gefördert werden.

Essen nach Ayurveda-Konstitutionstyp

Eine ayurvedische Ernährungsweise soll ermöglichen, sich den Bedürfnissen des eigenen Körpers wieder zu nähern. Aus diesem Grunde können Hinweise zur Verbindung zwischen Ayurveda-Konstitutionstyp und Ernährungsweise nur eine Empfehlung sein. Ayurveda legt keine strengen Regeln auf, eine individuelle Abweichung von den Empfehlungen ist immer möglich, wenn der Körper entsprechende Signale gibt!

Es wird empfohlen, dass der Vata-Typus vorrangig warme und mild gewürzte Speisen isst. Besonders Eintöpfe eignen sich in diesem Fall.

Pitta-Menschen vertragen hingegen so ziemlich alles, auch Scharfes oder Heißes sollte allerdings auch hier verzichtet werden.

Kapha-Kandidaten essen vorzugsweise leicht, heiß und scharf.

Die verschiedenen Geschmacksrichtungen des menschlichen Geschmackssinns sollten in der täglichen Ernährung abwechselnd vorkommen. Ein Wechsel von scharf, süß, sauer, salzig, bitter und herb ist überaus gesund und fördert die Aufrechterhaltung des Gleichgewichts der Doshas.

Indische Gewürzpalette – ein kleines Gewürzhandbuch

Bei dem Verwenden von indischen Gewürzen ist immer die frische Variante der verpackten vorziehen. Zudem ist das Aroma der frischen Gewürze deutlich intensiver und ätherische Öle können sich besser verbreiten. Es ist auch darauf zu achten, dass die Gewürze immer an einem luftdichten und dunklen Ort gelagert werden. Nur so behalten sie ihr intensives und unverwechselbares Aroma.

Nach 6 Monaten sollten die Gewürze darüber hinaus verbraucht sein, da sie sonst deutlich an Geschmack einbüßen werden.

Curry:

Curry ist in der indischen Küche allgegenwärtig. Es gibt kaum ein Rezept, das nicht mit dem gelbbraunen Pulver kombiniert werden kann. Dabei handelt es sich streng genommen um kein Gewürz, sondern um eine Mischung aus bis zu 36 einzelnen Bestandteilen.

Der Stoff, der dem Curry die gelbbraune Farbe verleiht, nennt sich Kurkuma und wird in Indien auch „Indischer Safran“ oder „Gelbwurz“ genannt. Aber auch Koriander, schwarzer Pfeffer und Kreuzkümmel finden sich in der Currymischung wieder.

Immer wieder hört man, dass dieses Gewürz nicht nur für den richtigen „Pfiff" im Essen sorgen soll, sondern auch noch gesund sei? Woran liegt das? Schon die Inder nutzen Kurkuma als verdauungsförderndes Gewürz. Curcumin, der Bestandteil der Kurkuma kann dabei unterstützen, Entzündungen, Rheuma und Hautkrankheiten zu reduzieren.

Aber auch der Cholesterinspiegel kann durch dieses Gewürz gesenkt werden. Einige sagen ihm sogar die Hemmung von Krebserkrankungen nach. Insbesondere der Bestandteil Kurkuma gilt als besonders gesundheitsfördernd. Im Labor konnte nachgewiesen werden, dass dieser Stoff in der Lage ist, Prostata- und Brustkrebs, aber auch Alzheimer therapeutische Wirkung aufweist.

Bei Mäusen konnte sogar nachgewiesen werden, dass der Curry-Bestandteil Heilmittel für die bisher als unheilbare Krankheit geltende Kennedy-Krankheit sein könnte. Diese Krankheit trifft ausschließlich Männer und führt dazu, dass die motorischen Nervenzellen zwischen Rückenmark und bestimmten Muskeln Schaden nehmen. Ergebnis ist Muskelschwäche und Schwierigkeiten beim Schlucken und Sprechen.

Aber auch so mancher Blogger oder Influencer hat das Potenzial der Kurkuma entdeckt: So konnte bei anderen Versuchen der positive Effekt auf die Leber nachgewiesen werden. So hatten Mäuse, die mit Kurkuma gefüttert wurden, deutlich weniger Leberschäden als Mäuse, die diese Behandlung nicht erfuhren.

Bockshornklee:

In Deutschland ist dieses Gewürz vom Namen her doch eher unbekannt. Vom Geschmack her nicht unbedingt, denn es handelt sich um einen wichtigen Bestandteil des Currypulvers. Das Aroma ist dabei würzig-bitter und lässt sich geschmacklich mit Ahornsirup vergleichen.

Wer in Indien Fleisch- oder Fischgerichte kocht, greift oft zu diesem aromatischen Gewürz. In Bio-Supermärkten oder Asia-Läden ist dieses Gewürz in Samenform zu kaufen.

Auch Bochshornklee wird als medizinisches Heilmittel angewandt. So enthalten die Samen viele Proteine, aber auch Vitamin A, Vitamin B, Eisen, Magnesium und Calcium. Die ätherischen Öle helfen ebenso bei vorübergehender Appetitlosigkeit, eine übermäßige Einnahme kann allerdings auch zu Verdauungsstörungen führen, die sich in Blähungen oder Übelkeit äußern können.

Die oft nachgesagte blutzuckersenkende Wirkung ist allerdings höchst umstritten, genauso wie die positive Wirkung auf die milchtreibende Wirkung bei stillenden Müttern. Wie Ingwer sollte auch dieses Gewürz bei Blutgerinnungsstörungen nur mit Vorsicht eingenommen werden. Während der Schwangerschaft kann die medizinische Einnahme zu verfrühten Wehen führen, weshalb auf die Einnahme verzichtet werden sollte.

Eingenommen werden kann dieses Heilmittel in Samen- oder Kapselform. Während die Samen oft für die Zubereitung von Tee verwandt werden, enthalten die Kapseln eine deutlich höhere Konzentration an Bochshornklee und erweisen sich daher in ihrer Wirkung auch als deutlich effektiver.

Ingwer:

Diese feurig scharfe Knolle ist in Indien ein traditionelles Gewürz und wird auch in Deutschland immer beliebter. Sie ist eine tropische Gewürzpflanze Südostasiens, gelblich-braun gefärbt und mit einem sehr aromatischen Geruch ausgestattet.

Besonders lecker schmeckt er frisch, indem er fein geschnitten und klein gehackt. Doch verleiht dieses Gewürz nicht nur zugeführten Gerichten eine leicht scharfe Würze, sondern wird auch als gesundheitsfördernd geschätzt. Ingwer regt unter anderem die Verdauung an und lindert Schmerzen durch die enthaltenen entzündungslindernden Stoffe.

Im Wurzelstock finden sich die begehrten ätherischen Öle und die zum Würzen geeigneten Scharfstoffe. Durch die Einnahme des Ingwers wird mehr Magensäure gebildet und der Appetit angeregt, was die verdauungsfördernde Wirkung erklärt.

Wer allerdings zu einer Störung der Blutgerinnung neigt, sollte bei gezielter Einnahme zu medizinischen Zwecken sich mit einem Arzt absprechen. Auch Schwangere, Stillende oder Menschen mit einem empfindlichen Magen sollten vorsichtig bei der Anwendung sein.

Senfsaat:

Senf kennen Westeuropäer nur zu gut. Häufig wird Senf als gelbe Paste verwendet, die dann gerne zu Wurst gegessen wird.

Die Gewürzkörner geben aber noch viel mehr her: Durch ihren mild-nussigen Geschmack, eröffnen sie erst durch das Zerkleinern ihr scharfes Aroma. Sie sind ein wichtiger Bestandteil der indischen Küche und finden sich hauptsächlich in Speisen wie Curry. Dabei kann man unterscheiden zwischen verschiedenen Sorten: Je dunkler der Geschmack, desto schärfer ist der

Geschmack. Damit lässt sich jedem Gericht die nötige Portion Schärfe verleihen und passt unter anderem zu Kartoffel- und Fleischgerichten, aber auch Chutneys.

Der scharfe Geschmack erklärt sich durch den hohen Anteil an ätherischen Ölen, aber erst durch den Kontakt mit Flüssigkeit werden die Enzyme im Senf aktiv, sodass das Senföl in verschiedene Stoffe umgewandelt wird und diese erst dadurch ihre scharfe Wirkung entfalten können. Dieser Wechsel von einem zunächst pikanten zu einem anschließend scharfen Geschmack zeichnet den Senf besonders aus und verleiht ihm die entsprechend unverwechselbare Note.

Senfkörner enthalten wie viele Gewürze auch eine Menge gesunde Stoffe. So kann ein großer Teil des täglichen Tagesbedarfs von Selen, Vitamin E und Calcium durch 10 Samen dieses Gewürzes gedeckt werden.

Die medizinische Wirkung des Senfs sollte an dieser Stelle auch nicht unerwähnt bleiben: So wirken die im Senf enthaltenen Stoffe gegen Pilze, Bakterien und Viren, unterstützen aber auch die Wund- und Entzündungsheilung, fördern die Durchblutung und die Verdauung.

Muskatnuss:

Obwohl der Name in die Irre führt, handelt es sich bei der Muskatnuss um einen Samen, die stärksten Exportländer dieses pikanten Gewürzes finden sich in Südamerika oder Afrika.

Das auch in Deutschland beliebte Gewürz kann in indischen Desserts oder in der herzhaften Küche wie bei Kartoffel- oder Bohnengerichten verwendet werden. In der deutschen Küche findet sich in Lebkuchen oder dem weihnachtlichen Glühwein eine geschmacksgebende Menge an Muskat. Die Gewürzmischung Garam Masala erhält auch einen nicht unerheblichen Anteil an Muskat.

Das Gewürz ist im Handel in Form von Pulver oder ganzen Muskatnüssen zu kaufen. Hohe Dosierungen sollten peinlichst vermieden werden, da dies zu Vergiftungen führen kann, was daraus resultiert, dass der in Muskat enthaltene Wirkstoff Myristicin in der Leber zum halluzinogenen Amphetamin umgewandelt wird.

In kleinen Dosen hingegen wirkt Muskat gegen Blähungen und somit positiv auf Magen-Darm-Beschwerden. Ein weiteres positives Merkmal stellt die entzündungshemmende Wirkung dar. Auf der psychosomatischen Ebene hilft es gegen Einschlaf- und

Durchschlafbeschwerden und wirkt Depressionen entgegen.

Wie viele Gewürze enthält auch Muskat eine Reihe von lebenswichtigen Nährstoffen wie Calcium, Magnesium, Eisen, Phosphor, Folsäure aber auch viel Vitamin A, B und C.

Chili:

Chili ist nicht gleich Chili. Es handelt sich dabei streng genommen um kleine Früchte der Gewürzpaprikapflanze und stammt aus Mittel- und Südamerika. Die bis zu 1.000 verschiedenen Sorten lassen sich in unterschiedliche Schärfegrade basierend an der Scoville-Skala unterteilen. Die in Europa bekanntesten Sorten sind Cayenne und Jalapeño. Insbesondere das in den verschiedenen Paprikasorten vorkommende Capsaicin wirkt an den Hitze- und Schmerzrezeptoren beim Menschen.

Nach dem Genuss von scharfem Chili sollte statt zu Wasser lieber zu Milchprodukten gegriffen werden. Dabei ist der regelmäßige Konsum von Chili durchaus zu empfehlen und mit der Zeit gewöhnt man sich auch an den bisweilen scharfen Geschmack.

So stärken Chilis die Abwehrkräfte, indem es vor Infektionen schützt und Bakterien oder Pilze unschädlich macht. Durch die anregende Wirkung auf die Produktion von Magensäure werden auch schwer bekömmliche Nahrungsbestandteile schneller und einfacher zersetzt. Frische Chilis enthalten viel Vitamin B1, B6 aber auch Nährstoffe wie Magnesium und Zink.

Garam Masala:

Ein einheitliches Rezept für diese Gewürzmischung existiert nicht, häufig enthalten sie jedoch Kardamon, Gewürznelken oder Zimt. Sie passen sowohl zu indischen Currys, aber auch zu Gemüsebratlingen. Chili und Koriander können eine gewünschte Schärfe erreichen. Häufig wird die nicht zu Beginn des Kochvorganges hinzugegeben, sondern erst zum Ende hin.

Kardamom:

Auch Kardamon wird in der indischen Küche sehr gerne verwendet. Er wird zum Würzen von heißen Speisen, aber auch für Kaffee und Tee zum Einsatz gebracht. Sowohl der grüne als auch der schwarze Kardamon dient zum Würzen von Speisen. Sie enthalten allerdings unterschiedliche ätherische Öle.

Während der schwarze Kardamon einen herberen Geschmack hat und sich daher nicht für das Zubereiten von Süßspeisen eignet, ist der grüne Kardamon süßlicher. Aber auch Reisgerichte lassen sich super durch schwarzen oder grünen Kardamon würzen.

Die ätherischen Öle des Kardamon wirken gegen Magen-Darm-Beschwerden, sind verdauungsfördernd und verhindern Blähungen. Kardamon-Tees in zerkleinertem Zustand helfen zudem gegen Magenprobleme. Das Kauen von Kardamon-Samen soll zudem Mundgeruch aufgrund des Verzehrs von Knoblauch und Alkohol entgegenwirken.

Koriander:

Die herb-nussigen Koriandersamen verleihen jedem Gericht einen süßlichen Nachgeschmack und werden bei indischen Curry- oder Reisgerichten häufig mit Kreuzkümmel kombiniert. Auch hier sollten die Samen gemörsert werden, sodass die ätherischen Öle ihre Wirkung entfalten können.

Auch hier sollten die medizinischen Effekte nicht unerwähnt bleiben: Neben der Linderung von Magen-Darm-Beschwerden, entfaltet Koriander seine Wirkung auch gegen chronische Entzündungskrankheiten und allerhand Giftstoffe. Es eignet sich somit vortrefflich für diverse ayurvedische Reinigungskuren.

Indische Salate, aber auch Smoothies und Gemüsesuppen erhalten durch Koriander eine erfrischende Note.
Korianderblätter können zur Teezubereitung mit heißem Wasser übergossen werden.

Kreuzkümmel:

Ein anderer Name für Kreuzkümmel ist auch Cumin und wurde seit jeher in den verschiedenen Kulturen weltweit als Gewürz sowohl in der Küche als auch als Heilmittel verwendet.

Der Geschmack entsteht durch das ätherische Öl Cuminaldehyd und wirkt ebenfalls gegen Magen-Darm-Beschwerden, da es die Wirkung von Verdauungsenzymen erhöht. Die aufgenommenen Nahrungsmittel können somit schneller verdaut werden, Verstopfung wird somit durch die Einnahme gelindert und Reizdarmsyndrome verhindert. Auch der Abnehmprozess kann dadurch unterstützt werden, da sich der abnehmrelevante Insulinwert durch die Einnahme verbessern lässt.

Zimt:

Dieses süßlich-würzige Gewürz lässt Erinnerungen an die Weihnachtszeit und dem Duft von leckerem Grießbrei hochkommen. Unterschieden werden kann dabei sowohl Cassia- als auch Ceylon-Zimt. Dabei ist Ceylon-Zimt hochwertiger, da er mehr ätherische Öle enthält. Bei Zimt handelt es sich, entgegen des öffentlichen Allgemeinwissens, lediglich um getrocknete Baumrinde und wird in der indischen Küche unter anderem für die Zubereitung von Reis- und Fleischgerichten, aber auch Currys, Tees oder Süßspeisen verwendet. Dabei können die Zimtstangen von Hand mit einem Mörser behandelt werden oder aber das Pulver im Supermarkt verwendet werden.

Zimt wirkt antibakteriell und ist gut zur Unterstützung der Verdauung. Ein Zuviel an Zimt kann wie auch bei anderen Gewürzen jedoch durch den Stoff Cumarin die Leber langfristig schädigen. Insbesondere Kinder sollten nicht zu viel von diesem Gewürz essen. Stattdessen kann auf Zimtöle zur Schaffung eines Raumduftes zurückgegriffen werden: Diese Öle wirken gegen Bakterien, Pilze und unterstützen die Verdauung.

Ayurvedische Rezepte

Die Rezepte sind für 4 Portionen ausgelegt, können jedoch beliebig umgerechnet werden auf mehr oder weniger Portionen.

Die ayurvedische Küche lebt von ihren Gewürzen und einem gewissen exotischen Geschmack. Einzelne Gewürze können natürlich weggelassen oder reduziert werden. Nicht jeder mag den Geschmack von Curry oder isst gerne scharf.

<u>Rezept für Mungssuppe</u> (Fastenrezept)

Auch die Mungssuppe eignet sich für die Durchführung einer Fastenkur im Rahmen des „Panchakarma“ und besteht aus den Mungbohnen. Sie stimulieren das Verdauungsfeuer („Agni“) und reinigen den Körper von etwaigen Giftstoffen. Diese Suppe sollte über den Tag verteilt getrunken werden, wann immer der vorherige Verdauungsvorgang abgeschlossen ist. Dies kann durch Trinken von heißem Wasser überprüft werden.

Alle angegebenen Zutaten sind in handelsüblichen Supermärkten oder in indischen Länden bzw. Bioläden zu finden.

<u>Zutaten</u>:

100 g Mungsbohnen

400 Wasser

2 TL Ghee

2 TL Sesamöl

½ TL schwarzer Pfeffer

½ TL Kurkuma

½ EL Kreuzkümmelsamen

½ EL Korianderpulver

1 Lorbeerblatt

eine Prise Salz

Zubereitung:

Zunächst werden die Mungbohnen gründlich über Nacht eingeweicht. Das Ghee und das Sesamöl werden danach in einem Topf unter Zugabe von Pfeffer, Kurkuma, Kreuzkümmel und Koriander zum Erhitzen gebracht. Anschließend ist Wasser hinzuzugeben und die Mischung bei einer geringen Temperatur bis zu 40 Minuten zu köcheln, bis die Bohnen aufgeplatzt sind und eine grobkörnige Masse entstanden ist. Nach dem Köcheln kann Salz hinzugegeben werden und zum Servieren ein paar Korianderblätter dazu serviert werden.

Allgemeine Rezepte

Allgemeiner Hinweis: Die Rezepte sind so gestaltet, dass im Grunde jeder Dosha-Typus auf seine Kosten kommt.

Einzelne Rezepturen können dann noch durch Abschmecken ergänzt und verändert werden, sodass es dem eigenen Typus besser entspricht. Hier noch mal eine kleine Zusammenfassung, welche Zutaten sich für welchen Typus eignen:

Vata

Getreide: Reis, Weizen

Obst: süße Früchte, keine Trockenfrüchte

Gemüse: kein rohes Gemüse, dafür aber gekochtes Gemüse

Fleisch und Milchprodukte: kein rotes, viel mehr weißes Fleisch, alle Milch- und Eiprodukte und Rind sind erlaubt

Nüsse, Hülsenfrüchte und Samen: nur rote Linsen, Mungbohnen und Tofu, alle Samen und Nüsse

Gewürze: alle

Pitta

Getreide : Hafer, Gerste, Reis

Obst: süße Früchte, keine sauren Früchte

Gemüse: keine scharfen Gemüsearten, dafür aber süße und

bittere Gemüsearten

Fleisch und Milchprodukte: kein Eigelb, Meeresfrüchte oder rotes Fleisch, Garnelen in kleinen Mengen erlaubt, Ghee, Milch, Butter erlaubt, kein Joghurt oder Buttermilch

Nüsse, Hülsenfrüchte und Samen: keine Linsen, sonst alle erlaubt, keine Samen (außer Sonnenblumen und Kürbis) oder Nüsse

Gewürze: nur Koriander, Zimt, Kardamon, Fenchel, Curcuma und schwarzer Pfeffer

Kapha

Getreide : Mais, Roggen, Hafer

Obst: keine süßen oder sauren Früchte, dafür aber Äpfel, Beerenobst

Gemüse: keine süßen und saftigen Gemüsearten, dafür aber gerne scharf und bitter

Fleisch und Milchprodukte: kein rotes Fleisch, weißes und dunkles Fleisch erlaubt, auch gebratene Eier, Garnelen oder Wild, kein Ghee oder Ziegenmilch

Nüsse, Hülsenfrüchte und Samen: keine weißen oder schwarzen Bohnen, keine Mungbohnen, keine Samen (außer Sonnenblumen und Kürbis) oder Nüsse

Gewürze: alle

Süßkartoffelcurry

Ein Klassiker unter den indisch-ayurvedischen Gerichten ist natürlich das Süßkartoffelcurry. Dieses Gericht vereint den süß-fruchtigen Geschmack des Currys mit einem Hauch feurigem Chili. Der Geschmack scharfe Geschmack des Ingwers verleiht dem Ganzen dann noch eine extra intensive Geschmacksnote, die das Gericht wunderbar abrundet. Zudem ist das Gericht einfach zubereitet und sieht auch dem Teller auch sehr ansprechend aus. In 30 Minuten erhält man im Handumdrehen ein sehr würziges Gericht, das sättigt und zum Träumen nach Spaziergängen im indischen Delhi einlädt.

1 Süßkartoffel(n)

100 g Spinat, frisch

1 Dose Kichererbsen

1/4 Liter Gemüsebrühe

2 EL Ghee

1 TL Zitronensaft

etwas Kreuzkümmelpulver

etwas Kardamom

1 EL Rohrzucker

Vata: nach Belieben würzen

Pitta: Koriander, Zimt

Kapha: etwas Chili und Ingwer für den Geschmack

Arbeitszeit: ungefähr 15 Minuten

Koch-/Backzeit: ca. 15 Minuten

Je nach Dosha-Typus können noch Ingwer, Chili und Knoblauch in gehacktem Zustand als Geschmacksträger hinzugegeben werden. Diese Zutaten werden dann mit Ghee in der Pfanne erhitzt und goldbraun angebraten.

Währenddessen werden die in Würfel geschnittenen Süßkartoffeln in einem Topf zur Gemüsebrühe hinzugegeben und nach 20 Minuten der gewaschene Spinat und die Kichererbsen vermischt.

Weitere Gewürze wie Kreuzkümmel, Kardamon oder Rohrzucker können das Gericht weiter verfeinern.

Rote Bete-Suppe

Aber auch geschmacksintensive Suppen eignen sich super für eine ayurvedische Ernährung. Sie beschweren den Magen kaum und können nach Belieben gewürzt werden. Durch die häufig wenigen Komponenten können gerade Suppen individuell auf den eigenen Geschmack abgestimmt werden.

1 TL Kurkuma

2 Nelke(n)

4 TL Ghee oder Öl

1000 g Rote Bete

4 Kartoffel(n)

1200 ml Wasser

2 EL Zitronensaft

1 TL Garam Masala

eine Prise Salz

Vata: nach Belieben würzen

Pitta: Koriander, Zimt

Kapha: etwas Chili und Ingwer für den Geschmack

Zubereitung:

Arbeitszeit: ca. 10 Minuten

Koch-/Backzeit: ca. 20 Minuten

Die Rote Bete und Kartoffeln werden schälen und gewürfelt. Der Ingwer wird dabei ganz fein gewürfelt.

Anschließend kann der Ghee in einem Topf erhitzt werden und Ingwer zusammen mit Koriander und Kurkuma kurz anbraten. Sobald die Masse leicht knusprig geworden ist, können die gewürfelte Rote Bete und die klein geschnittenen Kartoffeln hinzugefügt und bei niedriger Temperatur unter Zugabe von Nelke 10 Minuten köcheln gelassen werden.

Nach Garwerden der Kartoffeln kann für die Würze Zitronensaft und die Gewürzmischung Garam Masala hinzugefügt werden. Anschließend wird die Suppe bei Belieben zur Einnahme einer feineren Konsistenz püriert.

Mangocreme

Dieser leckere Nachtisch ist ein Highlight für jeden gemütlichen Abend mit den Freunden und der Familie. Der intensive Geschmack der Mango ermöglicht in Kombination mit den Orangen und der Limone ein fruchtig-süßes Geschmackserlebnis. Man fühlt sich direkt an einen paradiesischen Strand versetzt und genießt die Creme Bissen für Bissen.

4 Mango(s), reife

2 Orange(n), Saft davon

1 Limone(n), Saft davon

1 TL Ingwer, frisch, fein gehackt/geraspelt

4 EL Zucker, braun oder Sharkara (ayurvedischer Zucker)

250 ml Kokoscreme

200 ml Schlagsahne

250 ml Wasser

3 EL Vanillezucker

1/4 TL Kardamom

einige Erdbeeren oder Himbeeren, frisch

5 TL Vanillepuddingpulver (Bio)

etwas Minze oder Melisse

Vata: ohne Änderung

Pitta: etwas Zimt mit Kardamon vermischen, Ingwer weglassen

Kapha: Zucker sparsam verwenden

Zubereitung

Arbeitszeit: ca. 30 Minuten

Der Ingwer wird zunächst klein gehackt und dann zusammen mit Wasser und Zucker erhitzt. Die Mangos werden geschält und gewürfelt, der Orangensaft, Zitronensaft und die Gewürze werden dann miteinander vermischt und unter Zugabe von Kardamon und Zimt aufgekocht. Nach dem Abkühlen ist die Mangocreme fertig.

Separat wird dann die Kokoscreme zusammen mit Puddingpulver und Schlagsahne mit einem Schneebesen schaumig geschlagen. Die Masse wird dann kurz aufgekocht und bei Vorliegen einer dickflüssigen Masse nach dem Abkühlen unter die feine Mangocreme untergehoben.

Anschließend kann die Creme zusammen mit klein geschnittenen Erdbeeren, ganzen Himbeeren und Minzblättern serviert werden.

Basilikum-Möhren-Chutney

Dieses leckere Chutney eignet sich super für heiße Sommertage. Durch den würzigen Geschmack bleibt das Geschmackserlebnis ein Traum, ohne den Magen zu beschweren. Die Zutatenliste lässt sich zudem super erweitern und je nach persönlichem Geschmack verändern. Es ist sowohl als leichtes Mittag- oder auch Abendessen geeignet und zudem auch noch super gesund.

1 Möhre

1 EL Olivenöl

1/2 EL Ahornsirup

1 Tomate

1 Knoblauchzehe

1 halber Bund Basilikum

1⁄2 TL Currypulver

1⁄2 TL Salz

1⁄2 TL Pfeffer

50 g Joghurt

Vata: weiter würzbar mit Chili und Kardamon

Pitta: gut geeignet, kein Joghurt

Kapha: Zugabe von etwas Chilipulver und Kardamom

Zubereitung:

Arbeitszeit: 10 Minuten

Koch-/Backzeit: 20 Minuten

Zu Beginn werden die Möhren geschält, klein geschnitten und in Wasser zum Erhitzen gebracht.
Währenddessen werden die Tomaten und der Knoblauch gewaschen, klein geschnitten und in einer Pfanne mit Öl schwach erhitzt. Das Ganze kann dann noch mit Curry und Salz abgeschmeckt werden und unter Zugabe von Möhrenraspel 5 Minuten gekocht werden. Anschließend wird die Mischung abgekühlt. Dann kann das Basilikum gewaschen und in klein gehacktem Zustand zur Masse dazu gegeben werden.
Abschließend Joghurt unterrühren und mit Chili, Pfeffer und Ahornsirup abschmecken.

Maisbällchen in Linsensoße

Normale Gemüsebratlinge kennt man schon, doch diese Maisbällchen sind alles andere als gewöhnlich. Sie zaubern im Mund eine wahre Geschmacksexplosion und sättigen gut und lang anhaltend. Rote Linsen enthalten zudem einen hohen Proteinanteil und machen somit lange satt, beschweren aber dabei den Darm nicht. Man fühlt sich weiterhin vital und einsatzbereit.

Zutaten:

100 g rote Linsen

2 TL Koriander

2 TL Masalum

200 g Maiskörner aus der Dose (Alternative: 4 frische Maiskörner)

2 frische Chilischoten

3 EL Kichererbsenmehl

2 TL frische Petersilie

300 ml Wasser

Vata: gut geeignet

Pitta: Chili sollte weggelassen werden

Kapha: gut geeignet

Zubereitung:

Arbeitszeit: 10 Minuten

Koch-/und Backzeit: 25 Minuten

Die Linsen, Masalum und Koriander werden in Wasser eingebracht und bis zu 10 Minuten auf schwacher Hitze gekocht. Anschließend wird der Backofen vorgeheizt, bei Umluft wird die Temperaturanzeige auf 180 Grad eingestellt, sonst auf 200 Grad.

Danach gilt es, den Mais mit den anderen Zutaten zu vermischen und nach Belieben die Gewürze abzuschmecken. Abschließend werden die mit den Händen aus der Masse Taler geformt werden, die Masse müsste dafür je nach Größe der Taler für bis zu 5 reichen.

Diese Taler werden dann auf ein Backblech gegeben und in den Backofen geschoben und bis zu 15 Minuten gewartet. Fertig sind sie, wenn ein leichter Bräunungsgrad erreicht wurde.

Die Linsensoße kann mit den Talern serviert werden.

Indische Hühnersuppe

Diese köstliche Hühnersuppe wird mit Kokosmilch und Madras-Curry verfeinert. Hier kann Hühnersuppe einmal exotisch erlebt werden.

Zutaten

4 Zwiebeln

4 Knoblauchzehen

3 Hähnchenbrustfilet

1000 g Möhre

2 EL Butterschmalz

1 EL Curry

2 Dosen Kokosmilch

Salz

2 Bund Koriander

4 TL Garam Masala (Gewürzmischung)

Vata: gut geeignet

Pitta: Knoblauch gegebenenfalls weglassen

Kapha: eventuell noch mit Chili und Ingwer

Zubereitung

Arbeitszeit: 10 Minuten

Koch-/ und Backzeit: 20 Minuten

Im ersten Schritt werden Knoblauch und Zwiebeln geschält, gewürfelt und mit Butterschmalz in einem Topf goldbraun erhitzt. Währenddessen werden die Hähnchenbrustfilets gewaschen, trocken getupft und scheibenweise zerteilt. Die Möhren werden gewaschen, geschält und in kleine Würfel geschnitten und abschließend zusammen mit dem Fleisch unter Rühren im Topf gebraten. Die weiteren Gewürze außer Koriander werden hinzugegeben und mit Kokosmilch übergossen.

Diese Mischung wird dann 15 Minuten unter schwacher Hitze geköchelt und der fein geschnittene Koriander mit Gram Masala eingerührt.

Exotische Getreidepfanne

Diese exotische Getreidepfanne wird groß wie klein sicher himmlisch schmecken. Die Düfte, die den Raum erfüllen, werden gleich für einen Entspannungseffekt sorgen und im Sinne es gelungenen ayurvedischen Essens alle Sinne gleichermaßen ansprechen.

Zutaten

250 g Weizen, geschält

400 ml Gemüsebrühe

2 Hähnchenbrustfilet

Pfeffer

2 kleine Zwiebel

2 kleine Knoblauchzehe

2 EL Rapsöl, kalt gepresst

1 Stück Ingwer

2 kleine Papaya

2 Scheibe Ananasfruchtfleisch, frisch

2 kleine Mandarine

Salz

100 ml Kokosmilch

2 EL Petersilie, fein geschnitten

2 TL Curry

Vata: gut geeignet

Pitta: Knoblauch, Ingwer und Zwiebeln gegebenenfalls weglassen

Kapha: eventuell noch mit Chili verfeinern

Zubereitung

Arbeitszeit: 10 Minuten

Koch-/ und Backzeit: 20 Minuten

Als Erstes wird die Gemüsebrühe zum Kochen gebracht und Weizen hinzugegeben.

Die Hähnchenbrustfilets werden in Streifen geschnitten, trockengetupft und mit Pfeffer bestreut.

Die Zwiebeln, Ingwer und Knoblauch werden im nächsten Schritt klein geschnitten und zusammen mit Öl in einer Pfanne goldbraun angebraten. Anschließend werden die Hähnchenstreifen hinzugegeben und zusammen mit Zwiebeln, Ingwer und Knoblauch verfeinert.

Während des Köchelns werden die weiteren Zutaten verarbeitet: Die Papayas, Ananas und Mandarinen werden gewürfelt.

Das Fleisch wird aus der Pfanne entnommen und gewürzt. Der eingeweichte Weizen wird in die Pfanne gegeben und 10 Minuten gebraten, bis dann schlussendlich die übrigen Zutaten nebst Fleischstreifen zusammen erwärmt und abgeschmeckt werden.

Karottensuppe mit Ingwer

Auch hier kommt das beliebte und würzige Ingwergewürz wieder zum Tragen und verleiht dieses Mal einer leckeren Karottensuppe den nötigen Biss. Die lecker-leichte Suppe eignet sich super als kleinen Snack für zwischendurch aber auch zum Durchhalten längerer Fastenzeiten.

Zutaten

1000 g Karotte

100 g Zwiebel

40 g Ingwer

2 kleine Chilischote

80 g Butter

1200 ml Gemüsebrühe

600 ml Kokosmilch

3 TL Curry

eine Prise Salz

Pfeffer

800 g Kohlrabi

Vata: gut geeignet

Pitta: Ingwer und Zwiebeln gegebenenfalls weglassen

Kapha: eventuell noch mit Chili verfeinern

Zubereitung

Arbeitszeit: 5 Minuten

Koch-/und Backzeit: 15 Minuten

Die Karotten und Zwiebel werden geschält und klein geschnitten, der Ingwer geschält und in gehacktem Zustand mit einer halbierten Chilischote und alles zusammen in einem Topf mit Butter angedünstet und angebraten.

Zeitgleich wird die Gemüsebrühe aufgesetzt und zusammen mit der Zugabe von etwas Kokosöl 20 Minuten bei geringer Hitze geköchelt. Nun werden alle Zutaten zusammengegeben und mit einem Pürierstab fein püriert.

Geputzte und geschälte Kohlrabi Würfel werden in die Suppe eingestreut und die gesamte Suppe für weitere 8 Minuten köcheln gelassen.

Frühstücksrezept: Getreidebrei mit Gewürzen & Obst

Dieses Rezept bietet einen super Start in den Tag und schmeckt dazu noch super aromatisch. Es macht direkt Lust auf den Tag und sättigt durch seine Haferflocken und das Obst nicht nur gesund, sondern auch nachhaltig! Dieser bekömmliche Frühstücksbrei ist durch den Erhitzungsprozess zudem locker leicht und bekömmlich.

Zutaten:

200 g Haferflocken (bzw. Dinkel, Gerste, Weizen usw.)

1 Banane

50 g Beeren (z. B. Himbeeren)

200 ml Hafermilch

200 ml Wasser

¼ EL Kardamom

¼ EL Zimt

Vata: gut geeignet

Pitta: gut geeignet

Kapha: gut geeignet

Zubereitung:

Arbeitszeit: 10 Minuten

Koch-/und Backzeit: 10 Minuten

Zunächst wird Wasser in einem Topf erhitzt und die Haferflocken hinzugegeben. Anschließend wird Hafermilch hinzugegeben und gewartet, bis die Haferflocken schön weich sind.

Während dessen wird das Obst zubereitet, die Bananen können in kleine Scheiben geschnitten und die Beeren gewürfelt werden. Dies kann dann zusammen mit etwas Ghee im Topf vermengt werden.

Anschließend können sie den Brei in eine Schüssel gegeben und noch zum Servieren mit Zimt und Kardamon bestreuen.

Essen nach Ayurveda-Konstitutionstyp

Eine ayurvedische Ernährungsweise soll ermöglichen, sich den Bedürfnissen des eigenen Körpers wieder zu nähern. Aus diesem Grunde können Hinweise zur Verbindung zwischen Ayurveda-Konstitutionstyp und Ernährungsweise nur eine Empfehlung sein. Ayurveda legt keine strengen Regeln auf, eine individuelle Abweichung von den Empfehlungen ist immer möglich, wenn der Körper entsprechende Signale gibt!

Es wird empfohlen, dass der Vata-Typus vorrangig warme und mild gewürzte Speisen isst. Besonders Eintöpfe eignen sich in diesem Fall.

Pitta-Menschen vertragen hingegen so ziemlich alles, auch Scharfes oder Heißes sollte allerdings auch hier verzichtet werden.

Kapha-Kandidaten essen vorzugsweise leicht, heiß und scharf.

Die verschiedenen Geschmacksrichtungen des menschlichen Geschmackssinns sollten in der täglichen Ernährung abwechselnd vorkommen. Ein Wechsel von scharf, süß, sauer, salzig, bitter und herb ist überaus gesund und fördert die Aufrechterhaltung des Gleichgewichts der Doshas.

Fazit

Jeder, der unzufrieden mit seiner aktuellen Lebenssituation ist, sollte Ayurveda in Betracht ziehen, um sich mit sich und seinem Leben neu auseinanderzusetzen. Hierbei wird nicht nur die Individualität des Einzelnen betont, sondern gleichzeitig auch ein Leitfaden zur praktischen Anwendung mitgeliefert.

Ayurveda ist Indien für Zuhause und lädt ein, in eine unbekannte und spirituelle Welt, die voller Schönheit, Achtsamkeit und Ruhe ist. Diese Lebensphilosophie ist für Menschen geeignet, die sich eine leichte und gesunde Ernährung wünschen, aber auch praktische Unterstützung im Alltag wünschen. Es geht nicht nur darum, sich auf eine bestimmte Art und Weise zu ernähren, im Gegenteil: Hier erhält jeder die Möglichkeit, das eigene Handeln neu zu reflektieren und ganz bei sich selbst zu sein. Mit allen Träumen, Wünschen und Bedürfnissen. Ohne Wertung und ohne Druck.

Gerade Westeuropäer haben den Sinn und das natürliche Gespür für eine gesunde Lebensweise verloren. Überall werden wir gelockt, manipuliert und verführt. Tief im Inneren wissen wir, dass es keine gute Idee ist, den gesamten Inhalt der Chipstüte zu verspeisen, doch man weiß es oft einfach nicht besser. Man sieht keine Alternative und findet in unserer schnelllebigen Welt immer weniger Halt.

Aus diesem Grunde bedarf es Rituale, neue Lebens- und Sichtweisen, um aus diesem Tal der ständig wiederholenden schlechten Angewohnheiten wieder herauszufinden. Statt immer wieder aus Langeweile, Unzufriedenheit und Stress zu ungesunden Lebensmitteln zu greifen, die zudem nur eine kurze Befriedigung versprechen, kann man über Alternative im alltäglichen Dschungel nachdenken.

Und dort kann Ayurveda mit all seiner spannenden exotischen Sichtweise die nötige Richtschnur bieten. Auch für Veganer und Vegetarier kann diese Lebensweise besonders interessant sein: So ist die indische Küche tendenziell eher fleischarm, aber auch andere Küchen bieten gute Rezepte, um den Körper und Geist zur Ruhe zu bringen.

Durch den Ausgleich der drei „Doshas“ und das Wissen um die eigene Zusammensetzung dieser „Fehlerpotenziale“ kann jeder Mensch einen individuellen Weg zum eigenen Glück aufschlagen und kann in Kombination mit dem ayurvedischen Reinigungsprogramm „Panchakarma“, Massagen, Meditation und

Yoga ein umfassendes Entspannungsritual für den Alltag bieten.

Die „Panchakarma"-Kur bietet durch das umfassende Fastenprogramm die Möglichkeit, innerhalb eines länger- aber auch kurzweiligen Prozesses Giftstoffe und negative Gefühle aus dem Körper zu entfernen, sodass sich anstelle dessen Gesundheit und Vitalität setzen können. Durch diesen bewussten Prozess beginnen auch Reflexionsvorgänge, die dem einzelnen Menschen aufzeigen, welche Verhaltensweisen oder Situationen das eigene Leben bereichern und welche das Wohlbefinden stören. Durch diesen ganzheitlichen Ansatz besticht diese besondere Lebensphilosophie im Rahmen der Ernährung gegenüber klassischen Diäten, die meist nur einen kurzzeitigen Verhaltenswechsel fordern und keinen nachhaltigen Ansatz verfolgen.

Die beigefügten Rezepte punkten durch ihren Gewürzreichtum und ihren Fokus auf die Geeignetheit für die diversen „Dosha"-Typen. Dies stärkt das Bewusstsein für die eigene Individualität und das Wissen, dass nicht für jeden auch die gleiche Therapie zum Erfolg führt.

Impressum

1. Auflage

Kontakt: David Kalwig/Marner Str.47/22047 Hamburg
Ebook-David@gmx.de
Covergestaltung: Boris Melamet
Coverfoto: depositphotos.com

48699050R00061

Printed in Poland
by Amazon Fulfillment
Poland Sp. z o.o., Wrocław